PRENDERSI CURA DI SÉ DOPO I 50 ANNI

Sylvain MILON

CONTENUTI

INTRODUZIONE

Benvenuti a "Prendersi cura di sé dopo i 50 anni". Questo libro è una guida completa per tutti coloro che vogliono mantenere una salute ottimale e una qualità di vita elevata anche dopo i cinquant'anni. La mezza età è un momento di transizione e di cambiamento, ma questo non significa che si debba sacrificare il proprio benessere.

Questo libro esamina diversi aspetti della cura di sé dopo i 50 anni, concentrandosi su abitudini, pratiche e scelte di vita che possono avere un impatto positivo sulla salute fisica, mentale ed emotiva. Ogni capitolo offre consigli pratici, informazioni basate su prove scientifiche e testimonianze ispirate di persone che sono riuscite a mantenere un'elevata qualità di vita in età avanzata.

Il primo capitolo, intitolato "L'importanza della cura di sé nella mezza età", analizza perché è fondamentale prendersi cura di sé dopo i 50 anni. Mette in evidenza le sfide specifiche che le persone di mezza età possono affrontare, come i cambiamenti ormonali, i comuni problemi di salute e gli impegni familiari. Scoprirete anche i vantaggi e le opportunità che si presentano in questo periodo della vita e come la cura di sé può aiutarvi a massimizzarli.

In questo capitolo esamineremo anche diversi aspetti della cura di sé, tra cui la salute fisica, la dieta, l'attività fisica, la gestione dello stress, la cura della pelle, il sonno e il recupero, la salute mentale ed emotiva, le relazioni sociali, l'apprendimento permanente, la sessualità e molto altro ancora. Per ognuno di questi argomenti riceverete informazioni preziose e consigli pratici su come integrarli nella vostra vita quotidiana.

Sia che siate già impegnate in uno stile di vita sano o che stiate cercando di apportare cambiamenti positivi, questo libro vi aiuterà a sviluppare un approccio olistico alla cura di voi stesse che vi permetterà di raggiungere il vostro pieno potenziale dopo i 50 anni. Preparatevi a scoprire consigli pratici, testimonianze ispirate e risorse preziose per creare una vita appagante ed equilibrata. È il momento di prendersi cura di sé e di sfruttare al meglio questa nuova fase della propria vita.

CAPITOLO 1: L'IMPORTANZA DELLA CURA DI SÉ NELLA MEZZA ETÀ

Nel corso della vita è essenziale prendersi cura di se stessi. La cura di sé, che comprende tutte le azioni che compiamo per mantenere il nostro benessere fisico, mentale ed emotivo, diventa ancora più cruciale nella mezza età. In questo primo capitolo esploriamo in dettaglio perché la cura di sé è così essenziale in questa fase della vita e come può influenzare la nostra salute e la qualità della vita.

La mezza età è un periodo di transizione e cambiamento, sia fisico che emotivo. Il nostro corpo subisce trasformazioni, le nostre responsabilità si evolvono e la nostra visione della vita cambia. Per questo è fondamentale prestare particolare attenzione al nostro benessere generale.

Innanzitutto, la cura di sé nella mezza età aiuta a prevenire e a gestire i comuni problemi di salute associati a questo periodo della vita. Adottando misure attive per mantenere una buona salute fisica, possiamo ridurre il rischio di malattie croniche come le cardiopatie, il diabete, l'artrite e l'ipertensione. L'esercizio fisico regolare, una dieta equilibrata e visite regolari ai professionisti della salute svolgono un ruolo fondamentale nella prevenzione e nella diagnosi precoce di questi problemi di salute.

Inoltre, la cura di sé nella mezza età contribuisce al nostro benessere mentale ed emotivo. Questo periodo della vita può essere caratterizzato da sfide come il pensionamento, i cambiamenti familiari, le perdite e le transizioni. Prendendoci cura della nostra salute mentale ed emotiva, possiamo affrontare meglio queste sfide e mantenere un atteggiamento positivo. La pratica di tecniche di gestione dello stress come la meditazione, la respirazione profonda e l'impegno in attività che ci portano gioia possono favorire il nostro equilibrio emotivo e il nostro benessere psicologico.

La cura di sé nella mezza età non riguarda solo la prevenzione e la gestione dei problemi di salute, ma anche l'investimento nella qualità complessiva della vita. Prendendoci cura di noi stessi, possiamo mantenere la nostra energia, vitalità e voglia di vivere. Questo ci permette di rimanere attivi, impegnati e soddisfatti nelle nostre relazioni sociali, nelle attività del tempo libero e nelle attività intellettuali.

È anche importante sottolineare che la cura di sé nella mezza età è un atto di amore verso se stessi. Dopo anni di cura degli altri, è ora di darsi il permesso di prendersi cura dei propri bisogni e del proprio benessere. La cura di sé ci permette di coltivare un rapporto positivo con noi stessi, basato sull'amore, il rispetto e l'accettazione.

In conclusione, la cura di sé nella mezza età è di vitale importanza per la salute e la qualità della vita. È un investimento prezioso che facciamo su noi stessi per preservare il nostro benessere fisico, mentale ed emotivo. Prendendo misure attive per prenderci cura di noi stessi, possiamo prevenire problemi di salute, promuovere il nostro benessere psicologico e mantenere la nostra vitalità e realizzazione. È tempo di mettere la cura di sé al centro della nostra vita nella mezza età e di vivere appieno questa fase con salute, felicità e serenità.

CAPITOLO 2: ALIMENTAZIONE EQUILIBRATA PER UNA SALUTE OTTIMALE

L'alimentazione svolge un ruolo essenziale per la nostra salute a qualsiasi età, ma è ancora più importante nella mezza età. Una dieta equilibrata e nutriente è la chiave per mantenere una salute ottimale, rafforzare il nostro sistema immunitario e prevenire le malattie croniche. In questo capitolo esploreremo l'importanza di un'alimentazione equilibrata nella mezza età e scopriremo i principi di una dieta sana adatta alle nostre esigenze specifiche.

Con l'invecchiamento, le nostre esigenze nutrizionali cambiano. Il metabolismo rallenta, la massa muscolare diminuisce e la capacità di assorbire determinati nutrienti può ridursi. Per questo motivo è fondamentale assicurarsi che la nostra dieta sia ricca di nutrienti essenziali per soddisfare le esigenze specifiche del nostro organismo.

Il primo passo verso un'alimentazione equilibrata consiste nell'includere una varietà di alimenti nella nostra dieta quotidiana. Frutta, verdura, cereali integrali, proteine magre e latticini a basso contenuto di grassi dovrebbero costituire la base della nostra dieta. Questi alimenti forniscono una serie di nutrienti essenziali come vitamine, minerali, fibre e proteine necessarie per la nostra salute generale.

È anche importante controllare l'apporto calorico per mantenere un peso sano. Con l'avanzare dell'età, il nostro metabolismo rallenta, il che significa che abbiamo bisogno di meno calorie per mantenere il nostro peso. Regolando le porzioni e scegliendo alimenti nutrienti ma a basso contenuto calorico, possiamo evitare un aumento eccessivo di peso e mantenere un peso sano.

Un altro aspetto fondamentale dell'alimentazione nella mezza età è l'assunzione di calcio e vitamina D per mantenere la salute delle ossa. Le donne in menopausa, in particolare, sono più soggette all'osteoporosi, una malattia caratterizzata da una bassa densità ossea. È consigliabile consumare alimenti ricchi di calcio, come latticini, verdure a foglia verde e frutta secca, ed esporsi al sole per sintetizzare la vitamina D.

Con l'avanzare dell'età, è importante anche tenere sotto controllo l'assunzione di sodio. Un consumo eccessivo di sodio può provocare un aumento della pressione sanguigna e aumentare il rischio di malattie cardiovascolari. È consigliabile limitare gli alimenti trasformati e quelli ad alto contenuto di sale e optare per alternative più sane, come le erbe e le spezie per esaltare il sapore dei piatti.

Infine, è essenziale mantenersi ben idratati. Con l'avanzare dell'età, il senso della sete può diminuire e questo può portare alla disidratazione. È consigliabile bere acqua a sufficienza durante la giornata e fare attenzione all'assunzione di bevande zuccherate o alcoliche, che possono contribuire alla disidratazione.

In conclusione, un'alimentazione equilibrata è essenziale per una salute ottimale nella mezza età. Scegliendo alimenti nutrienti, controllando le porzioni e soddisfacendo le esigenze specifiche del nostro corpo, possiamo rafforzare il nostro sistema immunitario, prevenire le malattie croniche e mantenere il nostro benessere generale. È tempo di prendersi cura della propria alimentazione e di fare scelte consapevoli per una vita sana e soddisfacente dopo i 50 anni.

CAPITOLO 3: MANTENERE UN'ATTIVITÀ FISICA REGOLARE

L'attività fisica regolare è una parte essenziale del mantenimento della nostra salute e del nostro benessere a qualsiasi età, ed è ancora più cruciale nella mezza età. Uno stile di vita sedentario può portare alla perdita di massa muscolare, alla riduzione della forza, alla diminuzione della mobilità e all'aumento del rischio di malattie croniche. In questo capitolo esploreremo l'importanza di mantenere un'attività fisica regolare nella mezza età e scopriremo i diversi tipi di esercizio fisico che sono benefici per la nostra salute generale.

Prima di tutto, è importante capire che un'attività fisica regolare ha molti benefici per il nostro corpo e la nostra mente. In termini fisici, l'esercizio regolare aiuta a mantenere una massa muscolare adeguata, a migliorare la densità ossea e a rafforzare il sistema cardiovascolare. Inoltre, favorisce una maggiore flessibilità, mobilità e coordinazione, aiutandoci a rimanere attivi e indipendenti anche quando invecchiamo.

A livello mentale ed emotivo, l'attività fisica regolare aiuta a ridurre lo stress, a migliorare l'umore e a promuovere una migliore qualità del sonno. Quando facciamo attività fisica, il nostro corpo rilascia endorfine, sostanze chimiche naturali che ci danno una sensazione di benessere e felicità. Questo può avere un impatto positivo sulla nostra salute mentale, aiutandoci a gestire l'ansia e la depressione e aumentando la nostra autostima.

Mantenere un'attività fisica regolare non significa necessariamente dedicarsi a esercizi intensi o faticosi. L'importante è scegliere attività che vi piacciono e che corrispondono alle vostre condizioni fisiche. Attività di moderata intensità come la camminata veloce, il nuoto, la bicicletta, il tai chi o lo yoga sono ottime opzioni per mantenersi in forma senza gravare troppo sulle articolazioni.

Si raccomanda di puntare ad almeno 150 minuti di attività fisica di intensità moderata alla settimana, distribuiti su più giorni. Questo obiettivo può essere raggiunto con sessioni di circa 30 minuti per cinque giorni alla settimana. Se questo obiettivo sembra difficile da raggiungere, è importante ricordare che ogni piccola azione conta. Camminare durante le pause, prendere le scale invece dell'ascensore, fare giardinaggio o ballare a casa sono tutti modi semplici per aumentare i nostri livelli di attività.

Oltre all'esercizio cardiovascolare, è essenziale includere nella nostra routine di attività fisica anche esercizi di rafforzamento muscolare. Il rafforzamento muscolare aiuta a mantenere la massa muscolare, a migliorare l'equilibrio e la stabilità e a prevenire le cadute, che possono essere un problema soprattutto nella mezza età. Possono essere utili esercizi come l'allenamento con i pesi, l'uso di pesi leggeri o la ginnastica dolce.

È importante anche non trascurare il riscaldamento e lo stretching prima e dopo l'esercizio. Un riscaldamento adeguato prepara il nostro corpo all'esercizio e riduce il rischio di lesioni. Lo stretching aiuta a migliorare la flessibilità, a prevenire la rigidità muscolare e a favorire un recupero più rapido dopo l'esercizio.

In conclusione, mantenere un'attività fisica regolare è fondamentale per la nostra salute e il nostro benessere nella mezza età. L'esercizio fisico regolare ci aiuta a mantenere la nostra condizione fisica, a rafforzare il sistema cardiovascolare, a migliorare l'equilibrio e la coordinazione e a promuovere il nostro benessere mentale ed emotivo. Troviamo attività che ci piacciono, poniamoci obiettivi raggiungibili e facciamo in modo che l'attività fisica faccia parte della nostra routine quotidiana per una vita attiva, energica e sana dopo i 50 anni.

CAPITOLO 4:
GESTIRE LO STRESS
E COLTIVARE IL
RILASSAMENTO

Lo stress è parte integrante della nostra vita, ma nella mezza età può avere un impatto più marcato sulla nostra salute e sul nostro benessere. Gestire lo stress e coltivare il rilassamento sono quindi aspetti essenziali per mantenere il nostro equilibrio e la qualità della vita. In questo capitolo esploreremo diverse strategie e tecniche per gestire lo stress e trovare momenti di relax nella nostra vita quotidiana.

Lo stress può derivare da diverse fonti, come le responsabilità familiari, il lavoro, le finanze o anche i cambiamenti legati all'età. Può manifestarsi in modi diversi, dall'ansia e dall'irritabilità a sintomi fisici come mal di testa, dolori muscolari o disturbi del sonno. Imparare a gestire lo stress è essenziale per evitare che abbia un impatto negativo sulla nostra salute.

Uno dei primi passi per gestire lo stress è identificare le fonti di stress nella nostra vita. Questo può aiutarci a capire quali fattori contribuiscono ai nostri livelli di stress e a trovare il modo di ridurli. A volte può essere necessario apportare modifiche al nostro stile di vita, come semplificare gli impegni, delegare alcuni compiti o rivedere le nostre priorità.

Anche la pratica di tecniche di rilassamento è molto utile per gestire lo stress. Le tecniche più comuni includono la respirazione profonda, la meditazione, lo yoga e la visualizzazione. Queste pratiche ci aiutano a calmare la mente, a ridurre la tensione muscolare e a promuovere uno stato di profondo rilassamento. Si consiglia di dedicare ogni giorno qualche minuto alla pratica di queste tecniche, per coltivare il rilassamento e ridurre gli effetti nocivi dello stress.

Anche l'attività fisica regolare di cui abbiamo parlato in precedenza svolge un ruolo importante nella gestione dello stress. Quando facciamo esercizio, il nostro corpo rilascia endorfine, sostanze chimiche naturali che agiscono come antidolorifici e ci danno una sensazione di benessere. Se l'attività fisica entra a far parte della nostra routine quotidiana, possiamo ridurre i livelli di stress e migliorare il nostro umore.

È anche importante trovare attività che ci diano piacere e ci permettano di rilassarci. Che si tratti di lettura, giardinaggio, pittura, ascolto di musica o qualsiasi altra attività creativa o ricreativa, dedicare del tempo a questi hobby può aiutarci a sfuggire allo stress quotidiano e a coltivare un senso di benessere.

La gestione dello stress non sarebbe completa senza prendersi cura del nostro benessere mentale ed emotivo. È importante trovare il tempo per riposare, ricaricare le batterie e dedicarsi ad attività che ci portano gioia e soddisfazione. Prendersi del tempo per socializzare con i propri cari, per condividere i propri pensieri ed emozioni o anche per consultare un professionista della salute mentale, se necessario, può essere estremamente benefico per la nostra salute mentale e per la gestione dello stress.

In conclusione, gestire lo stress e coltivare il relax è essenziale per il nostro benessere nella mezza età. Individuando le fonti di stress, praticando tecniche di rilassamento, facendo esercizio fisico regolare e trovando attività che ci diano piacere, possiamo ridurre gli effetti nocivi dello stress e migliorare la nostra qualità di vita. Non dimentichiamo l'importanza di prenderci cura del nostro benessere mentale ed emotivo e di trovare un equilibrio che favorisca il relax e la serenità nella nostra vita quotidiana.

CAPITOLO 5: CURA DELLA PELLE E DEL PROPRIO ASPETTO

Quando si raggiunge la mezza età, prendersi cura della pelle e del suo aspetto è particolarmente importante. La nostra pelle subisce i naturali cambiamenti legati all'età, come la perdita di elasticità, la comparsa di rughe e macchie e la diminuzione della produzione di collagene. In questo capitolo esploreremo l'importanza di prendersi cura della pelle quando si invecchia e condivideremo i consigli per mantenere un aspetto sano e luminoso.

Una buona routine di cura della pelle è essenziale per mantenere una pelle sana e giovane. È importante detergere accuratamente la pelle, mattina e sera, utilizzando prodotti delicati adatti al proprio tipo di pelle. La pulizia rimuove le impurità, l'eccesso di sebo e i residui di trucco, aiutando a prevenire l'ostruzione dei pori e la comparsa di brufoli.

Dopo la detersione, si consiglia di applicare una crema idratante adatta al nostro tipo di pelle. L'idratazione è essenziale per mantenere la morbidezza e l'elasticità della pelle. Scegliete creme ricche di ingredienti idratanti come l'acido ialuronico, la vitamina E o l'aloe vera. Non dimenticate di applicare anche una crema solare con un fattore di protezione adeguato (SPF) per proteggere la pelle dai dannosi raggi UV.

Oltre all'idratazione, è importante anche un'esfoliazione regolare per rimuovere le cellule morte e favorire il rinnovamento cellulare. Ciò contribuisce a migliorare la texture della pelle, a ridurre l'aspetto delle rughe e a ottenere un colorito più luminoso. Scegliete un esfoliante delicato adatto alla vostra pelle e usatelo una o due volte alla settimana.

Un'altra fase importante della routine di cura della pelle è l'uso di un siero. I sieri sono prodotti concentrati di principi attivi che agiscono su problemi specifici come rughe, macchie di pigmentazione o rilassamento cutaneo. Scegliete un siero adatto alle vostre esigenze e applicatelo prima della crema idratante.

Oltre alle cure esterne, è importante prendersi cura della nostra pelle anche dall'interno. Una dieta equilibrata, ricca di frutta, verdura, proteine magre e acidi grassi essenziali, contribuisce a mantenere la pelle sana. Assicuratevi di bere abbastanza acqua per mantenere la pelle idratata in modo ottimale.

Oltre alla cura della pelle, anche l'aspetto generale gioca un ruolo importante per il nostro benessere. Prendersi cura del proprio aspetto può contribuire ad aumentare l'autostima e la fiducia in se stessi. Prendetevi il tempo di scegliere abiti che

Assicuratevi di apparire al meglio, di curare i vostri capelli e di mantenere una buona igiene personale. Non esitate a provare nuove acconciature o stili di abbigliamento per sentirvi bene con voi stessi.

Infine, è importante ricordare che la bellezza non riguarda solo l'aspetto esteriore. Coltivate relazioni sociali positive, circondatevi di persone che vi sostengono e prendetevi del tempo per voi stessi. Prendersi cura del proprio benessere emotivo e mentale si rifletterà sul proprio aspetto e vi aiuterà a irradiare dall'interno.

In conclusione, prendersi cura della propria pelle e del proprio aspetto nella mezza età è un investimento prezioso per il proprio benessere generale. Una buona routine di cura della pelle, una dieta equilibrata, un'adeguata idratazione e un'autostima positiva contribuiscono a mantenere un aspetto sano e radioso. Ricordate che la bellezza è una questione di fiducia e di realizzazione personale, quindi prendetevi cura di voi stessi e abbracciate la vostra bellezza in ogni fase della vostra vita.

CAPITOLO 6: SONNO E RECUPERO PER UNA MAGGIORE VITALITÀ

Il sonno svolge un ruolo fondamentale per la nostra salute e il nostro benessere. Con l'avanzare dell'età, prendersi cura del sonno e promuovere un buon recupero diventa ancora più cruciale per mantenere una vitalità ottimale. In questo capitolo esploreremo l'importanza del sonno, i fattori che possono disturbare il nostro riposo e condivideremo i consigli per migliorare la qualità del nostro sonno e promuovere un recupero adeguato.

Un sonno di qualità è essenziale per il nostro corpo e la nostra mente. Durante il sonno il nostro corpo si rigenera e si ripara, le nostre funzioni cognitive si rafforzano, il nostro sistema immunitario si rafforza e il nostro equilibrio emotivo si regola. Tuttavia, con l'avanzare dell'età, è comune riscontrare cambiamenti nei nostri schemi di sonno, come difficoltà ad addormentarsi, frequenti risvegli notturni o una riduzione del tempo totale di sonno.

Sono diversi i fattori che possono disturbare il nostro sonno. Lo stress, le preoccupazioni, i problemi di salute, i farmaci, i disturbi respiratori come l'apnea notturna e le abitudini di vita inadeguate, come il consumo eccessivo di caffeina o di alcol, possono avere un impatto sulla qualità del sonno. È importante identificare questi fattori e adottare misure per attenuarli.

Il primo passo per favorire un sonno di qualità è creare un ambiente che favorisca il riposo. Assicuratevi che la vostra camera da letto sia buia, silenziosa e ben ventilata. Investite in un materasso di qualità e in cuscini che offrano un buon sostegno al corpo. Stabilite una routine rilassante per andare a letto, evitando sostanze stimolanti come lo schermo del computer, la televisione o il cellulare prima di dormire. Optate invece per attività rilassanti come la lettura, la meditazione o un bagno caldo.

Anche mantenere un programma di sonno regolare è importante. Cercate di andare a letto e di alzarvi a orari prestabiliti, anche nel fine settimana, per regolare l'orologio interno e favorire un sonno più riposante. Evitate i sonnellini prolungati durante il giorno, perché possono disturbare il sonno notturno.

Anche la gestione dello stress è fondamentale per migliorare la qualità del sonno. Trovate le tecniche di rilassamento più adatte a voi, come la meditazione, la respirazione profonda, lo yoga o la visualizzazione. Praticate regolarmente queste tecniche, soprattutto prima di andare a letto, per rilassarvi e calmare la mente.

Se, nonostante tutti questi sforzi, continuate ad avere problemi di sonno, può valere la pena di consultare un professionista della salute. Questi potrà valutare la vostra situazione, darvi ulteriori consigli e, se necessario, prescrivervi trattamenti o terapie specifiche per migliorare il vostro sonno.

Oltre al sonno, il recupero è altrettanto essenziale per mantenere una maggiore vitalità. Date al vostro corpo il tempo di recuperare dopo periodi di intenso sforzo fisico o mentale. Ascoltate le vostre esigenze e concedetevi del tempo per riposare e rilassarvi. Prendetevi il tempo per fare attività che vi piacciono e che vi permettono di ricaricare le batterie, come leggere un libro, fare una passeggiata nella natura o dedicarvi a un hobby.

In conclusione, il sonno e il recupero sono elementi fondamentali per mantenere una maggiore vitalità nella mezza età. Adottando buone abitudini di sonno, creando un ambiente favorevole al riposo, gestendo lo stress e prestando attenzione al recupero, possiamo migliorare la qualità del nostro sonno e promuovere una vitalità ottimale. Non dimenticate che il riposo e il recupero sono essenziali per mantenere la nostra salute generale e ottenere il massimo dalla vita.

CAPITOLO 7:
PRESERVARE LA
SALUTE MENTALE
ED EMOTIVA

Nella mezza età, preservare la nostra salute mentale ed emotiva diventa essenziale per mantenere una qualità di vita soddisfacente. I cambiamenti fisici, le transizioni nella vita e le sfide quotidiane possono influire sul nostro benessere psicologico. In questo capitolo esploreremo l'importanza di prendersi cura della propria salute mentale ed emotiva e condivideremo i consigli per mantenere un equilibrio mentale ed emotivo positivo.

La salute mentale ed emotiva è un aspetto spesso trascurato, ma altrettanto importante della salute fisica. Prendersi cura della propria mente e delle proprie emozioni contribuisce a una vita più equilibrata e soddisfacente. Un primo passo per mantenere la salute mentale è riconoscere e gestire le proprie emozioni. È normale provare una serie di emozioni, tra cui stress, ansia, tristezza o rabbia. Imparate a identificare le vostre emozioni, a esprimerle in modo sano e a trovare il modo di gestirle.

Il sostegno sociale svolge un ruolo fondamentale per la nostra salute mentale. Mantenete relazioni positive e di sostegno con la famiglia, gli amici e la comunità. Condividete le vostre preoccupazioni, gioie e difficoltà con persone di cui vi fidate. Se vi sentite isolati o avete difficoltà a creare legami sociali, prendete in considerazione la possibilità di partecipare ad attività o gruppi che vi interessano. L'interazione sociale può favorire un senso di appartenenza e di benessere.

La pratica regolare di attività che favoriscono il rilassamento e il piacere è utile anche per mantenere la salute mentale ed emotiva. Fate le cose che vi piacciono, che siano hobby, viaggi, arte o relax. Concedetevi del tempo per voi stessi, per ricaricare le batterie e coltivare le vostre passioni.

La gestione dello stress è un elemento chiave per mantenere la salute mentale. Identificate le fonti di stress nella vostra vita e cercate strategie per ridurle o gestirle in modo efficace. Tra queste possono esserci tecniche di rilassamento come la meditazione o la respirazione profonda, l'esercizio fisico regolare, l'adozione di routine strutturate e l'apprendimento di tecniche di gestione del tempo.

Trovare un equilibrio tra la vita professionale e quella personale è essenziale anche per preservare la salute mentale. Concedetevi il tempo per le pause e il riposo, evitate il sovraccarico di lavoro e imparate a definire confini chiari tra la vostra vita professionale e quella personale. Prendetevi cura di voi stessi concedendovi momenti di relax e piacere al di fuori del lavoro.

Se avete difficoltà persistenti con la vostra salute mentale o emotiva, non esitate a cercare un aiuto professionale. I professionisti della salute mentale, come gli psicologi o gli psichiatri, possono offrire un sostegno adeguato alle vostre esigenze e aiutarvi a sviluppare strategie per mantenere il vostro benessere psicologico.

In conclusione, mantenere la salute mentale ed emotiva è essenziale per una vita soddisfacente nella mezza età. Prendendosi cura delle proprie emozioni, coltivando relazioni positive, praticando attività rilassanti e gestendo lo stress, è possibile mantenere un equilibrio mentale ed emotivo positivo. Non dimenticate che è importante chiedere aiuto quando ne avete bisogno e prendervi cura di voi stessi a tutti i livelli del vostro essere.

CAPITOLO 8: RAFFORZARE I LEGAMI SOCIALI E CREARE CONNESSIONI

I legami sociali svolgono un ruolo fondamentale per il nostro benessere e la nostra felicità a tutte le età. Nel corso della vita, è importante rafforzare le relazioni sociali e crearne di nuove per mantenere una vita sociale soddisfacente. In questo capitolo esploreremo l'importanza dei legami sociali, i benefici di una vita sociale attiva e condivideremo i consigli su come rafforzare le relazioni e creare nuovi legami gratificanti.

Le relazioni sociali sono essenziali per il nostro benessere emotivo e mentale. L'interazione con altre persone ci permette di sentirci connessi, compresi e sostenuti. Gli amici, la famiglia, i colleghi e la comunità possono svolgere un ruolo importante nella nostra vita, fornendo una rete di supporto e opportunità di condivisione e divertimento.

Per rafforzare i legami sociali esistenti, prendetevi il tempo di coltivare le vostre relazioni. Date importanza alle persone vicine ascoltandole, mostrando empatia e interessandovi alla loro vita. Organizzate incontri regolari per condividere un pasto, partecipare ad attività comuni o semplicemente chiacchierare davanti a una tazza di caffè. Non esitate a esprimere la vostra gratitudine e a mostrare il vostro apprezzamento per i vostri cari, perché questo rafforza i legami di affetto.

È anche una buona idea esplorare nuove opportunità di socializzazione. Iscrivetevi a club, gruppi di interesse o associazioni che corrispondono alle vostre passioni e ai vostri interessi. Questo vi permetterà di incontrare nuove persone con interessi simili, aiutandovi a creare nuovi legami e ad allargare la vostra cerchia sociale. Anche le attività di volontariato possono essere un'ottima occasione per incontrare persone impegnate in cause simili e per sentirsi utili nella propria comunità.

I progressi tecnologici stanno aprendo nuove possibilità per mantenere i legami sociali anche a distanza. Utilizzate i social network, le applicazioni di messaggistica istantanea e le videochiamate per restare in contatto con le persone più care, soprattutto se siete geograficamente lontani. Organizzate riunioni virtuali, partecipate a gruppi di discussione online o condividete momenti speciali con i vostri cari, anche a distanza.

È importante notare che la qualità dei legami sociali ha la precedenza sulla quantità. Non è necessario avere un gran numero di amici, ma piuttosto avere relazioni profonde e significative. Investite tempo ed energia in relazioni che vi diano sostegno reciproco, comprensione e gioia.

In conclusione, il rafforzamento dei legami sociali e la creazione di nuovi legami sono aspetti importanti della vita nella mezza età. Le relazioni sociali contribuiscono al nostro benessere emotivo, mentale e persino fisico. Prendetevi il tempo per coltivare le relazioni esistenti, creare nuovi legami ed esplorare nuove opportunità sociali. Scoprirete che legami sociali forti arricchiscono la vostra vita e vi danno un senso di connessione e felicità.

CAPITOLO 9: MANTENERE UNA MENTE ATTIVA ATTRAVERSO L'APPRENDIMENTO PERMANENTE

Nel corso della vita, è essenziale mantenere la mente attiva e vigile. L'apprendimento permanente è un modo efficace per stimolare il nostro cervello, ampliare le nostre conoscenze e promuovere un invecchiamento sano. In questo capitolo esploreremo l'importanza di mantenere una mente attiva, i benefici dell'apprendimento permanente e condivideremo i consigli per incorporare l'apprendimento permanente nella vostra vita quotidiana.

L'apprendimento permanente offre molti benefici per il nostro benessere mentale e cognitivo. Stimola il nostro cervello, migliora la nostra memoria, aumenta la nostra capacità di concentrazione e ci mantiene curiosi e impegnati con il mondo che ci circonda. Inoltre, l'apprendimento permanente può aiutarci ad acquisire nuove competenze, ad ampliare i nostri orizzonti e a mantenere la fiducia in noi stessi.

Ci sono molti modi per incorporare l'apprendimento permanente nella nostra vita quotidiana. Un'opzione è quella di frequentare corsi o workshop in settori che vi interessano. Che si tratti di imparare una nuova lingua, suonare uno strumento musicale o esplorare una disciplina artistica, queste attività stimoleranno la vostra mente e vi daranno piacere e soddisfazione.

Anche i libri e la lettura sono ottimi modi per ampliare le proprie conoscenze e mantenere la mente attiva. Scegliete libri su una varietà di argomenti, esplorate diversi generi letterari e lasciatevi trasportare da storie avvincenti. La lettura regolare nutre la mente, migliora il vocabolario e la comprensione e stimola l'immaginazione.

Internet offre una grande quantità di risorse per l'apprendimento permanente. Esplorate i siti web educativi, le piattaforme di e-learning e i podcast che vi permettono di approfondire le vostre conoscenze nelle aree di vostro interesse. Potete anche seguire conferenze online, webinar o partecipare a forum di discussione per chiacchierare con altri appassionati.

L'apprendimento non si limita alle conoscenze accademiche. Potete anche provare nuove attività che vi mettano alla prova mentalmente, come giochi da tavolo, puzzle o indovinelli. Queste attività stimolano il pensiero, la risoluzione dei problemi e la capacità di adattamento.

Un altro modo per incorporare l'apprendimento permanente è condividere le proprie conoscenze con gli altri. Diventate mentori o volontari nella vostra comunità. Trasmettete le vostre competenze ed esperienze agli altri, partecipando a programmi di mentoring o offrendo corsi o workshop nella vostra area di competenza. Insegnare è un'esperienza gratificante che rafforza il vostro apprendimento e aiuta gli altri a crescere.

Infine, non abbiate paura di uscire dalla vostra zona di comfort e di esplorare nuove idee e prospettive. Siate aperti al cambiamento, alle opinioni diverse e alle sfide intellettuali. Questo vi permetterà di continuare a crescere, evolvere e mantenere la vostra mente acuta e attiva.

In conclusione, mantenere una mente attiva attraverso l'apprendimento permanente è un modo efficace per stimolare il nostro cervello e promuovere un invecchiamento sano. Incorporando l'apprendimento permanente nella vostra vita quotidiana, arricchirete la vostra mente, amplierete le vostre conoscenze e continuerete a prosperare per tutta la vita.

CAPITOLO 10: SESSUALITÀ E INTIMITÀ IN ETÀ ADULTA

La sessualità e l'intimità sono aspetti importanti della nostra vita, a prescindere dall'età. Con l'avanzare dell'età adulta, è essenziale riconoscere l'importanza di mantenere una vita sessuale e relazioni intime soddisfacenti. In questo capitolo esploreremo i cambiamenti che possono verificarsi nella sessualità con l'avanzare dell'età, le sfide che possiamo affrontare e i modi per mantenere un'intimità emotiva e fisica soddisfacente.

È importante capire che la sessualità si evolve nel corso della vita, anche con l'avanzare dell'età. Cambiamenti ormonali, condizioni mediche e fattori psicologici possono influenzare il desiderio, le prestazioni e la soddisfazione sessuale. È essenziale accettare questi cambiamenti e adattare le nostre aspettative sessuali alla nostra realtà.

Una comunicazione aperta e onesta è essenziale per mantenere l'intimità e la soddisfazione sessuale. È importante parlare con il partner dei propri bisogni, desideri e limiti. Parlate apertamente delle vostre preoccupazioni e aspettative per favorire la comprensione reciproca e trovare il modo di mantenere un'intimità appagante.

Anche prendersi cura della propria salute fisica ed emotiva è fondamentale per sostenere la propria vita sessuale. Mantenere uno stile di vita sano, mangiare una dieta equilibrata, fare esercizio fisico regolare e gestire lo stress possono avere un impatto positivo sulla libido e sul benessere generale. Non esitate a consultare un professionista della salute se avete problemi persistenti che influiscono sulla vostra sessualità.

È importante riconoscere che l'intimità emotiva è importante quanto quella fisica. Stabilire un forte legame emotivo con il partner favorisce una maggiore soddisfazione sessuale. Prendetevi il tempo per condividere momenti di tenerezza ed esprimere il vostro amore e apprezzamento reciproco. Non dimenticate che l'intimità si costruisce anche fuori dalla camera da letto, attraverso gesti d'affetto, conversazioni profonde e momenti di intimità.

È normale che la frequenza e le preferenze sessuali varino da persona a persona con l'avanzare dell'età. È importante accettare queste differenze e trovare un equilibrio che vada bene per voi e per il vostro partner. La sperimentazione e l'esplorazione possono essere un modo per portare novità e varietà nella vostra vita sessuale, provando nuove tecniche o prendendo in considerazione nuove forme di intimità che soddisfino i vostri bisogni e desideri.

È inoltre essenziale riconoscere che la sessualità non si limita all'attività sessuale in sé. L'intimità e l'affetto possono essere espressi in molti modi diversi, tra cui il contatto, le coccole, i massaggi e i momenti di tenerezza. L'importante è mantenere un legame fisico ed emotivo con il partner, adattando le pratiche alle proprie esigenze e capacità.

In conclusione, la sessualità e l'intimità rimangono aspetti importanti della nostra vita quando invecchiamo. Comprendendo i cambiamenti che possono verificarsi, comunicando apertamente con il partner e prendendoci cura del nostro benessere fisico ed emotivo, possiamo mantenere una vita sessuale e un'intimità soddisfacente. Non abbiate paura di esplorare nuovi modi di relazionarsi e condividere l'affetto con il vostro partner, perché il sesso e l'intimità possono continuare a evolversi e fiorire durante il vostro percorso di vita.

CAPITOLO 11: PREVENZIONE DEI PROBLEMI DI SALUTE PIÙ COMUNI

Con l'ingresso nell'età adulta, è essenziale adottare misure per prevenire i problemi di salute più comuni e mantenere il nostro benessere generale. La prevenzione è spesso più facile ed efficace del trattamento, quindi è importante conoscere le strategie e le abitudini di vita che possono aiutare a prevenire i problemi di salute. In questo capitolo esploreremo le misure preventive per i problemi di salute più comuni, le buone pratiche da adottare e le scelte di vita salutari che possono fare la differenza.

1. Mantenere una dieta equilibrata: una dieta sana ed equilibrata è alla base di una buona salute. Mangiate una dieta ricca di frutta, verdura, cereali integrali, proteine magre e grassi sani. Limitate l'assunzione di zucchero, sale e alimenti elaborati. Assicuratevi di assumere tutti i nutrienti essenziali di cui il vostro corpo ha bisogno per funzionare al meglio.

2. Fare esercizio fisico regolarmente: L'attività fisica è fondamentale per mantenere un peso sano, rafforzare il sistema cardiovascolare, migliorare l'umore e prevenire molte malattie croniche. Trovate un'attività fisica che vi piace e cercate

di inserirla nella vostra routine quotidiana. Che si tratti di camminare, nuotare, fare yoga o ballare, l'importante è mantenersi attivi e muoversi regolarmente.

3. Evitare il fumo e il consumo eccessivo di alcol: il fumo è una delle principali cause di malattie prevenibili, tra cui cardiopatie, cancro e malattie respiratorie. Evitate di fumare e proteggetevi dal fumo passivo. Per quanto riguarda l'alcol, consumatelo con moderazione e in modo responsabile, rispettando le raccomandazioni sanitarie.

4. Mantenere un peso sano: mantenere un peso sano è importante per prevenire molti problemi di salute, come il diabete di tipo 2, le malattie cardiache e l'artrite. Adottate abitudini alimentari sane e mantenetevi attivi per mantenere un peso equilibrato.

5. Controlli medici regolari: i controlli medici regolari sono essenziali per individuare tempestivamente i problemi di salute e prendere le misure necessarie. Recatevi regolarmente dal medico e sottoponetevi agli esami raccomandati per la vostra età e il vostro sesso, come lo screening del cancro, gli esami del sangue e il controllo della pressione sanguigna.

6. Proteggere la pelle dal sole: l'eccessiva esposizione al sole può causare problemi alla pelle, tra cui il cancro della pelle. Proteggetevi utilizzando una crema solare con un fattore di protezione elevato, indossando indumenti protettivi ed evitando l'esposizione diretta al sole nelle ore più calde della giornata.

7. Gestire lo stress: lo stress cronico può avere un impatto negativo sulla salute mentale e fisica. Imparate tecniche di gestione dello stress come la meditazione, lo yoga, la respirazione profonda o attività rilassanti. Trovate modi sani per affrontare lo stress e

promuovere il vostro benessere generale.

8. Dormire a sufficienza: un sonno adeguato è essenziale per una buona salute. Cercate di mantenere una routine di sonno regolare, di creare un ambiente favorevole al sonno e di rilassarvi prima di andare a letto. Un sonno di qualità aiuta a rafforzare il sistema immunitario, a regolare l'umore e a favorire una migliore concentrazione.

Adottando queste misure preventive e facendo scelte di vita sane, è possibile ridurre significativamente il rischio di sviluppare problemi di salute comuni. Prendetevi cura del vostro corpo, ascoltate le vostre esigenze e siate proattivi nel preservare la vostra salute.

CAPITOLO 12: I BENEFICI DELLA MEDITAZIONE E DELLA MINDFULNESS

La meditazione e la mindfulness sono pratiche antiche che stanno diventando sempre più popolari nella società moderna. Queste tecniche possono avere molti benefici per la nostra salute mentale, emotiva e fisica. In questo capitolo esploreremo in dettaglio i benefici della meditazione e della mindfulness, nonché i diversi modi in cui possiamo integrarli nella nostra vita quotidiana.

La meditazione è la pratica di concentrarsi completamente sul momento presente, distaccandosi dai pensieri e dalle preoccupazioni per il passato o il futuro. Si può fare adottando una postura comoda, concentrandosi sul respiro, recitando mantra o concentrandosi su un oggetto o una sensazione specifica. La meditazione aiuta a calmare la mente, a coltivare la presenza e a coltivare uno stato di tranquillità interiore.

La mindfulness, invece, è un approccio che prevede di prestare attenzione intenzionale al momento presente, essendo consapevoli dei nostri pensieri, emozioni e sensazioni corporee senza giudizio. È una pratica che incoraggia l'accettazione, la gentilezza verso se stessi e l'apertura all'esperienza presente. La mindfulness può essere integrata in diverse attività quotidiane, come mangiare, camminare, ascoltare musica o interagire con gli altri.

I benefici della meditazione e della mindfulness sono molti e vari. Ecco alcuni dei benefici più comunemente osservati:

1. Riduzione dello stress: la meditazione e la mindfulness aiutano a ridurre lo stress calmando la mente e favorendo il rilassamento. Queste pratiche ci permettono di liberarci dai pensieri negativi, dalle preoccupazioni e dalle ruminazioni, portando a una riduzione dello stress e dell'ansia.

2. Miglioramento della salute mentale: la meditazione e la mindfulness sono benefiche per la salute mentale. Promuovono la chiarezza mentale, la concentrazione, la creatività e la gestione delle emozioni. Queste pratiche possono essere utili anche per chi soffre di depressione, ansia o disturbi dell'umore.

3. Costruire la resilienza: la meditazione e la mindfulness ci aiutano a sviluppare una maggiore resilienza di fronte alle sfide e alle difficoltà della vita. Ci permettono di coltivare un atteggiamento di accettazione, di lasciar andare e di reagire in modo più adattivo alle situazioni di stress.

4. Miglioramento del benessere fisico: la meditazione e la mindfulness hanno effetti positivi anche sul nostro benessere fisico. Aiutano a ridurre la pressione sanguigna, a rafforzare il sistema immunitario e a promuovere una migliore qualità del sonno. Queste pratiche possono anche contribuire ad alleviare il dolore cronico e a migliorare la gestione delle malattie croniche.

5. Sviluppo dell'empatia e delle relazioni interpersonali: la

meditazione e la mindfulness favoriscono una maggiore empatia verso gli altri.

Ci aiutano a coltivare relazioni più armoniose e autentiche. Ci aiutano a coltivare relazioni più armoniose e autentiche, migliorando la nostra capacità di ascoltare, comprendere e comunicare in modo più attento.

Ci sono molti modi per praticare la meditazione e la consapevolezza. Potete scegliere di seguire sessioni guidate, partecipare a ritiri di meditazione, unirvi a gruppi di meditazione o praticare autonomamente a casa. Il segreto è trovare l'approccio più adatto a voi e farlo diventare una parte regolare della vostra vita quotidiana.

In conclusione, la meditazione e la mindfulness offrono molti benefici per il nostro benessere mentale, emotivo e fisico. Adottando queste pratiche, è possibile sviluppare una maggiore consapevolezza di sé, coltivare la serenità e migliorare la qualità della vita. Non esitate a esplorare queste tecniche e a incorporarle nella vostra routine quotidiana per trarne benefici duraturi.

CAPITOLO 13: MANTENERE UN ATTEGGIAMENTO POSITIVO E OTTIMISTA

Un atteggiamento positivo e ottimista può svolgere un ruolo essenziale per il nostro benessere emotivo e la qualità della vita. Coltivando una mentalità positiva, siamo meglio equipaggiati per affrontare le sfide della vita, mantenere relazioni sane e trovare soddisfazione nelle nostre esperienze quotidiane. In questo capitolo analizziamo l'importanza di mantenere un atteggiamento positivo e ottimista, nonché le strategie pratiche per coltivare questa mentalità positiva.

1. Comprendere il potere del pensiero positivo: i nostri pensieri hanno un impatto significativo sulla nostra percezione della realtà e sul nostro benessere emotivo. Adottando un atteggiamento positivo, possiamo trasformare i nostri pensieri negativi in pensieri costruttivi. È fondamentale prendere coscienza dei nostri schemi di pensiero negativi e sostituirli con affermazioni positive e pensieri incoraggianti.

2. Praticare la gratitudine: la gratitudine è una pratica potente per mantenere un atteggiamento positivo. Prendetevi regolarmente del tempo per riflettere sugli aspetti positivi della vostra vita ed

esprimete gratitudine per le persone, le esperienze e le cose che vi circondano. La gratitudine vi aiuterà a concentrarvi sugli aspetti positivi piuttosto che su quelli negativi.

3. Circondarsi di persone positive: chi ci circonda ha una notevole influenza sul nostro atteggiamento e sulla nostra percezione del mondo. Cercate di circondarvi di persone positive, ottimiste e premurose. State lontani dalle relazioni tossiche che possono danneggiare il vostro benessere emotivo. Mantenete le amicizie che vi sostengono e vi ispirano.

4. Adottare una visione costruttiva dei fallimenti: i fallimenti fanno parte della vita, ma è essenziale adottare una visione costruttiva di queste esperienze. Considerate gli insuccessi come opportunità di apprendimento e di crescita. Utilizzateli come motivazioni per perseverare e raggiungere i vostri obiettivi.

5. Coltivare un ottimismo realistico: ottimismo realistico significa mantenere un atteggiamento positivo pur essendo consapevoli delle sfide e degli ostacoli. Si tratta di credere nella propria capacità di superare le difficoltà, pur essendo realistici sullo sforzo richiesto. L'ottimismo realistico aiuta a mantenere una prospettiva equilibrata e a trovare soluzioni costruttive alle sfide.

6. Praticare l'autocompassione: autocompassione significa essere gentili con se stessi, trattarsi con gentilezza e perdonarsi quando si incontrano delle difficoltà. Ricordate che siete umani e che avete il diritto di commettere errori. Siate pazienti con voi stessi e coltivate un atteggiamento di amore e gentilezza verso di voi.

7. Coltivare pensieri positivi attraverso il linguaggio: fate attenzione alle parole che usate per parlare con voi stessi e per descrivere le vostre esperienze. Usate un linguaggio positivo

e incoraggiante per rafforzare il vostro atteggiamento positivo. Sostituite le parole negative con altre positive e usate affermazioni positive per motivarvi.

Coltivando un atteggiamento positivo e ottimista, si possono affrontare le difficoltà con resilienza, trovare soddisfazione nelle piccole gioie della vita e mantenere relazioni sane e appaganti. Il pensiero positivo è una scelta che potete fare ogni giorno per coltivare il vostro benessere emotivo e creare una vita più soddisfacente.

CAPITOLO 14: CONCILIARE LAVORO E TEMPO LIBERO

Nella nostra società moderna, incentrata sul lavoro, è essenziale trovare un equilibrio tra le nostre responsabilità professionali e il nostro tempo libero. Uno squilibrio tra lavoro e tempo libero può portare a stress, stanchezza e riduzione della qualità della vita. In questo capitolo analizziamo l'importanza di trovare un sano equilibrio tra lavoro e tempo libero e le strategie pratiche per raggiungerlo.

1. Comprendere l'importanza dell'equilibrio: l'equilibrio tra lavoro e tempo libero è essenziale per il nostro benessere generale. Il lavoro è importante, ma non deve occupare tutto lo spazio della nostra vita. Dedicare tempo ai nostri hobby, alle nostre passioni e al nostro benessere contribuisce ad alimentare la nostra energia, la nostra creatività e la nostra soddisfazione personale.

2. Definire le proprie priorità: è fondamentale definire chiaramente le proprie priorità e dare un ordine di priorità agli impegni. Identificate ciò che è veramente importante per voi nella vostra vita, che si tratti della vostra carriera, della vostra famiglia, dei vostri hobby o della vostra salute. Con una visione chiara delle vostre priorità, sarete in grado di allocare il vostro tempo e le vostre energie in modo più equilibrato.

3. Stabilire dei limiti: Stabilite dei confini chiari tra la vostra vita professionale e quella personale. Imparate a dire no a richieste eccessive sul vostro tempo libero. Creare dei rituali per segnare la transizione tra lavoro e tempo libero, come ad esempio prendersi qualche momento di relax prima di tornare a casa.

4. Pianificare il tempo libero: prestate particolare attenzione alla pianificazione del vostro tempo libero. Riservate del tempo nella vostra agenda per i vostri hobby e le vostre passioni. Che si tratti di sport, uscite culturali, tempo per la famiglia o semplicemente per rilassarsi, assicuratevi di pianificare questi momenti come appuntamenti importanti con voi stessi.

5. Praticare la gestione del tempo: imparare a gestire il proprio tempo in modo efficace ed efficiente. Identificate le attività prioritarie, utilizzate strumenti di pianificazione e gestione del tempo e adottate strategie di produttività per ottimizzare il vostro lavoro. Organizzandovi e massimizzando la vostra efficienza, potrete liberare tempo per i vostri hobby.

6. Coltivare attività ricreative appaganti: Trovate attività di svago che vi diano piacere, relax e senso di appagamento. Che si tratti di sport, lettura, musica, viaggi o hobby creativi, investite il vostro tempo in attività che vi appassionano e che vi permettono di ricaricare le batterie.

7. Praticare la mindfulness: integrare la mindfulness nelle attività quotidiane, sia al lavoro che nel tempo libero. Siate pienamente presenti nel momento, apprezzando pienamente le esperienze che vivete. La mindfulness consente di sfruttare al meglio ogni momento e di ridurre lo stress associato alle preoccupazioni legate al lavoro.

Trovare un equilibrio tra lavoro e tempo libero permette di godere di una migliore qualità di vita, di una maggiore soddisfazione personale e di un benessere generale. Dedicando un'attenzione equilibrata al lavoro e al tempo libero, si può coltivare un equilibrio armonioso e appagante nella propria vita quotidiana.

CAPITOLO 15: PIANIFICARE IL FUTURO E VIVERE UNA VITA SODDISFACENTE DOPO I 50 ANNI

Il compimento dei 50 anni segna spesso una fase importante della vita, in cui si inizia a pensare di più al futuro e a come vivere una vita soddisfacente. È il momento ideale per pianificare e prepararsi al futuro, in modo da sfruttare al meglio questa nuova fase della vita. In questo capitolo esploreremo l'importanza di pianificare il futuro e le strategie pratiche per vivere una vita soddisfacente dopo i 50 anni.

1. Riflettere sui propri obiettivi e aspirazioni: Prendetevi un po' di tempo per pensare a ciò che volete raggiungere e sperimentare nei prossimi anni. Identificate i vostri obiettivi personali, professionali, familiari e di benessere. Questa riflessione vi aiuterà a definire una visione chiara di ciò che desiderate per il vostro futuro.

2. Elaborare un piano finanziario solido: con l'avvicinarsi della pensione, è fondamentale elaborare un piano finanziario solido.

Valutate la vostra situazione finanziaria, rivedete gli investimenti e i risparmi e, se necessario, rivolgetevi a un professionista. Pianificate le spese e il budget per garantire una stabilità finanziaria a lungo termine.

3. Prendetevi cura della vostra salute: la salute diventa una preoccupazione importante dopo i 50 anni. Assicuratevi di prendervi cura della vostra salute fisica, mentale ed emotiva. Mangiate una dieta equilibrata, fate attività fisica regolare e sottoponetevi a controlli periodici. Non dimenticate di occuparvi anche del vostro benessere emotivo, cercando un sostegno se necessario.

4. Coltivare relazioni significative: le relazioni sociali svolgono un ruolo essenziale per la nostra felicità e realizzazione. Investite tempo ed energia nei rapporti con la famiglia, gli amici e gli amanti. Circondatevi di persone positive e premurose, prendete parte ad attività sociali e impegnatevi in progetti comunitari per alimentare i vostri legami sociali.

5. Esplorare nuove passioni e interessi: dopo i 50 anni è il momento di esplorare nuove passioni e interessi. Provate nuove attività, iscrivetevi a corsi o workshop, unitevi a gruppi o associazioni legati ai vostri interessi. Questa esplorazione vi manterrà curiosi, stimolerà la vostra creatività e amplierà i vostri orizzonti.

6. Partecipare al volontariato e al coinvolgimento della comunità: contribuite alla società partecipando ad attività di volontariato o a progetti comunitari. Mettendo a disposizione il vostro tempo e le vostre competenze, contribuirete a fare la differenza nella vita degli altri e proverete un maggiore senso di soddisfazione personale.

7. Pianificare il tempo per il relax e il piacere: non trascurate l'importanza del relax e del piacere nella vostra vita quotidiana. Concedetevi del tempo per riposare,

relax e piacere. Che si tratti di viaggiare, di dedicarsi a un hobby o di prendersi del tempo per se stessi, è bene pianificare questi momenti nel proprio programma per assicurarsi una vita soddisfacente ed equilibrata.

Pianificando il futuro e adottando strategie pratiche, è possibile vivere una vita soddisfacente dopo i 50 anni. Prendetevi il tempo per pensare ai vostri obiettivi, prendetevi cura della vostra salute, coltivate relazioni significative, esplorate nuove passioni e interessi e pianificate il tempo per rilassarvi e divertirvi. Questo approccio proattivo vi permetterà di sfruttare al meglio questa nuova fase della vostra vita e di vivere felicemente e pienamente.

CONCLUSIONE

"Prendersi cura di sé dopo i 50 anni" è un libro che esplora i vari aspetti importanti della vita dopo questa età cruciale. I suoi quindici capitoli sottolineano l'importanza di prendersi cura di sé - fisicamente, mentalmente e socialmente - per vivere una vita appagante ed equilibrata.

Questo libro ci ricorda l'importanza di dedicare tempo ed energia alla cura della nostra salute fisica, adottando una dieta equilibrata, mantenendo una regolare attività fisica e prendendoci cura della nostra pelle e del nostro aspetto. Inoltre, sottolinea l'importanza del sonno e del recupero per mantenere una maggiore vitalità.

La salute mentale ed emotiva è al centro di questo libro, con capitoli dedicati alla gestione dello stress, al mantenimento della salute mentale ed emotiva e alla coltivazione di un atteggiamento positivo e ottimista. L'autore sottolinea anche l'importanza dei legami sociali e delle relazioni significative, nonché dell'apprendimento continuo e del mantenimento di una mente attiva.

Il libro tratta anche argomenti come la sessualità e l'intimità in età adulta, la prevenzione di problemi di salute comuni, i benefici della meditazione e della mindfulness, nonché la pianificazione del futuro e la ricerca di un equilibrio tra lavoro e tempo libero.

In conclusione, "Prendersi cura di sé dopo i 50 anni" è una guida preziosa per chiunque si stia avvicinando o abbia superato questa età, che offre consigli pratici, approfondimenti e strategie per vivere una vita appagante. Che si tratti di adottare abitudini di vita sane, coltivare relazioni significative, esplorare nuove passioni o prendersi cura del proprio benessere emotivo, questo libro ci ricorda che prendersi cura di sé è un investimento prezioso per una vita equilibrata e appagante a qualsiasi età.